结肠癌患者
饮食漫谈

作者：克里斯多佛·马罗尼医生

结肠癌患者饮食漫谈

作者：克里斯多佛·马罗尼医生

翻译：李霞

谨以此书献给你们所有对未来不定并怀有恐惧的结肠癌患者。希望你从这本书里可以找到康复的途径

目录

感谢

感谢我的治疗组的每个成员，虽然贯穿这本书的始终我都在拿他们开涮，我还是非常感谢他们。我也想感谢莉萨和帕米拉，他们通读了这本书并帮我做了非常有价值的更改。与此同时我也想感谢我的家人、朋友以及病人们，感谢他们给予我的爱、支持，以及源源不断的水果沙拉。任何语言也无法表达我对我的妻子的感激之情。

警告：

这本书仅能用作信息参考。使用时请务必与你的家人、护理人员以及医生沟通。如果需要我很高兴提供在这本书中涉及的研究论证，我只是出于阅读方便而省略了它们。医学在不停地改变，新的研究与这本书中提到的论点也因此可能会冲突。如果需要研究探讨请发邮件到 docmaloneynd@gmail.com 。更多的研究信息也可上网址 naturopathicmaine.com 阅取。

二版前言

感谢你们联系我，并与我分享你们的抗癌旅程！在这个过程中，我自己也是有好日子和坏日子。这本书发行第一版时由于我的试验不如预期、而且担心自己会复发，便将其匆匆发行了。但发行之后，我的肠镜检查正常，并且有了更好的实验室，所以生活在前行，我感觉自己异常幸运。我的心会伴随你一起经历这段旅行。

　　这次第二版发行我又仔细通读了这本书，尽量拓展了我认为必定会有帮助的部分。目前我看到有很多更大的相关研究在开始施行，我希望你们中的部分人可以有机会参予并从中获益。

　　所以，如果你的信息与我书中提到的有冲突，尤其是涉及到研究方面，那么我也很想知道。当代出版业的最大好处就是我可以把我的书不断地更新，也从而可以写得更有价值。

克里斯多佛 · 马罗尼

2017 年 5 月

1 这本书适合谁

或许你不相信，当我在 2015 年 11 月被诊断出结肠癌时，我到处找这样的书，关于饮食方面的书虽然铺天盖地，我也相信会有这样一本是给我写的，然而毫无运气。我于是决定，作为一个新患者，自己研究一下自己应该吃什么，于是便有了这本书的诞生。

如果你本人或你爱的人在遭受结肠癌的痛苦，你将需要这本书。除非这本书在出版时整个医学模式发生了巨变，否则你将没有机会再找到由一位既是医生、同时也是病人写的这样的一本书。

如果你有家族结肠癌史，你将需要这本书。因为我们被告知与饮食与生活方式相比，家族史对患结肠癌的影响更大。

我写这本书的目的是为我们这些被诊断出患有结肠癌，并且在血检、实验室的化验结果以及医生的频繁拜访中努力为自己营造一个好的生活的人来提供一个构架 。一想到这些我便把这本书写得尽量的短、甜蜜、并且略微滑稽，因为上帝知道我们可以跟他要点玩笑开开。

是什么让我有资格来写这本书呢？在过去的十多年里，在我被诊断出之前，我一直在我的家族公司为那些已经不适应西医治疗的病人提供服务。这些病人通常是被告知要么你带病生活、要么你回家自己想办法。因为这些原因，我经手了足够的癌症转移的病人。不，确切地说，我没有魔术般地治愈任何人，虽然难免碰到几个自愈的病人，我无法将别人的奇迹归功于我自己。作为一个自然疗法的医生，我本人很保守，从不空许疯狂的诺言或提供极端的治疗。

我把极端的治疗留给我自己。比如当我尝试减肥，我尝试几乎每种可以减肥的方法，以及天底下每种可能的饮食，然而它们都是短期有效。极端方法可能见效快，但通常过时很快，我一般很快就失控并且重新增重。

但当我患上结肠癌时，我的体重立减，减重从来没有这么容易，促进我减重的这项激励项目便是"担惊怕死"。所以许愿时你还是小心点为好。

作为一个经常见到"无法治愈"的病人并为其提供救助的人，我花在做研究上的时间比我自己处于健康状态的时间还长。自从被诊断出之后，我虽然减少了花在电脑上的时间，但我还是忍不住在得到别人救助之前来自己寻求答案，所以当你花几百个小时寻求某个答案时，我会用英文而不是医学的方式来帮你省时间。

如果你再算进我所花的学习医学的时间（象学习汉语一样但更枯燥），并且能为你将医学术语解释得通俗易懂，这本书你真是买值了。

我的希望是在你读完这几页以后，你会知道自己该做什么来自救、或帮助你爱的、被诊断有结肠癌的人来延长生存期，并且还可以告诉你的家人应该避免什么。

2 找到适合结肠癌病人的饮食

当我开始为这本书的诞生做前期研究时，我发现我们对结肠癌了解很多，对，我们针对结肠癌患者如何开展手术了解很多。

在过去的十年里，所有针对结肠癌的研究基本都局限于讨论是该开腔大手术，还是开个小口子（腹腔镜手术）更好。腹腔镜手术最终获胜，其原因大多是因为外科医生们通常在病情向深处发展（裂口子、出血，你知道我在说什么）时才会开腔。所以公平地讲动开腔手术的意思是你的癌更重，而不是开腔手术对你不好。

我们对大众得结肠癌的原因也了解的很多。结论通常是西方饮食和生活方式（一直坐着）是造成结肠癌的根本原因。糟糕的生活方式会让风险增大。

所以，是的，估计你自己促成了你得结肠癌（罕见的遗传原因的促成除外），请注意我说的是促成而不是造成。估计你促成了它的产生，但你并没有造成它（留到稍后再让我们来处理这个结论带来的情感恐惧）。

如果任何人敢对你说是你自己造成了你的病，替我扇他的巴掌，同时也扇那个说你的病跟你的饮食和生活方式关系不大的人（通常会说你只是运气不好）。反思你生活中可能造成此病的原因会极大提高你未来能健康生活的几率。

我写这本书是为了坐以待毙的你，象我一样，如果你目前在接受化疗或放疗，你所能做的最正确的事是吸取尽可能多的好的卡路里，我会给出很多建议。但在这之前如果你只想吃你喜欢的垃圾食品比如"Ho-Hos"，我也会原谅你，你也可以原谅你自己，毕竟你在经历一场内战，最重要的是保持你的士气和能量。如果这本书能帮到你就接着读下去；但如果惹恼了你，那就（用你那被化疗摧残无力的手）把它扔出半个房间，让它在地上待着直到你感觉好点为止。

我们准备进行一场结肠癌的遗传学旅行，谈一下饮食，锻炼（确实很重要）以及"补品"（包括阿司匹林和咖啡）。我还会谈到几种有名的饮食疗法（葛森疗法及地中海饮食），我们会结合结肠癌来谈。

我还会与你分享我自己的饮食选择，虽然为了保持健康我自己做的远远超出推荐给你的，因为我推荐的是建立在很多针对结肠癌及其饮食的研究基础上的可靠的东西。结尾我们会谈一下你如何专注于你自己的癌症以及它对你来讲意味着什么。伙计们，难道每本谈饮食的书不是都会以"一生"的一个章节来做结尾，作者会告诉你在你的余生坚持做下去很容易吗？当然不会容易，但我们还是会做到的。

3 有家族史吗？

"是家族在沿袭吗？"是我在 45 岁时被诊断出有结肠癌后被问到的第一个问题。何止是"沿袭"，我想说，"简直是在驰骋"。可惜不对，因为我的家族史让人不安地清白。

你会以为到这点为止你的医生该什么都明白了，家族史的问题只会在深度讨论你的生活方式时才会涉及到。但我当地的癌症中心似乎特别想把我的族谱翻一遍以便追踪一下"我的癌症到底从何而来"。

我们知道它从何而来，它来自所有结肠癌该来的地方：饮食与生活方式。但我们还是要先从家族史谈起，以便把这个话题谈完放在一边。

这个"家族沿袭"问题的本意是如果你有个家庭成员有结肠癌，你自己得它的可能性会大。对，是可能性会大，但未必会向你想的那么大。

对于那些已经做过肠镜的人应该明白有癌的地方就有息肉。息肉就像肠子上长的痣，你的肠壁上突出的那一点肠组织，它们看上去就像你皮肤上的皮赘，底部偏厚。你可能会有很多息肉但不是癌症，但是息肉越多，其中的一个会癌变的可能性就越大。

很多我们所了解的家族结肠癌风险都是跟息肉有关的，并非跟癌有关。记着，息肉不是癌，它们只是会增加你患癌的风险。如果你有一个近亲长有很多肠息肉，你会有肠息肉的可能性会翻倍。如果你有两个近亲长有肠息肉，那你的风险会再翻一倍。如果他们长有大的息肉，你长有大的息肉的可能性会翻倍。再记着，息肉不是癌，但你确实会与你的近亲分享长息肉的可能性。

在一个家庭内两倍甚至四倍的风险（家族有两个或以上的亲属）听起来风险是很高，但记着，这是长息肉的风险，实际患癌的风险要低的多。

那家族史到底会使患癌的风险有多低？我们就以一个55岁的男士为例吧（对不起女士们，男人更易患结肠癌），我们叫他约翰。约翰有一天跟他的九十九个哥们一起都做了肠镜，估计是为了埃尔克斯俱乐部集善款吧，他们每五年就这样来一回。在这一百个做肠镜的男士中，其中的两个在其人生的某个时刻会患结肠癌，也就意味着约翰有着很大的几率从来不会患结肠癌。

但是约翰换了一个地点不同的埃尔克斯俱乐部，在新的俱乐部里，一百个会员中每个人会有一个近亲（比如妈妈、爸爸、姐妹，都不是表亲）患有结肠癌，这些成员都很注意，每三年会做一次肠镜，在他们人生的某个时候，其中的四个人会患结肠癌。那意味着约翰有很大几率不会患结肠癌，尽管他的几率因母亲被诊断出有而翻倍。

约翰又换了一个埃尔克斯俱乐部，这次是所有的成员都有两个家庭成员患有结肠癌，他们对自己的身体更注意了，每年都会做一次肠镜，每次都可以募一大笔善款。即使他们所有的人中每人都有两个家庭成员有结肠癌，也只有七个成员在一生中的某个时候会患结肠癌。

随着约翰不停地换埃尔克斯俱乐部，并增加他患结肠癌的风险，他仍然有超出 90% 的可能一生中永远不会患结肠癌，这还是假设他的母亲和姐姐有。

因此对我们大多数人来讲，有个表亲或者老姨（对我来讲是太祖母）患有结肠癌基本不会令我们患此病的风险增加，虽然令人害怕我们都应该小心，但其实没什么可担心的。

下一步让我们做一件对约翰很苛刻的事。假设他的医疗团队的确认为他属于那个不幸的家族群，也就是会是结肠癌患者的高危人群。假设他的医生告知他，虽然结肠癌患者只有 5% 的几率来自家族史，他认为约翰属于这 5% 之中的一员，因为他认为约翰的家族有林奇综合症。

有林奇综合症的人继承了不匹配的修护基因，因此他们的抗癌能力不够强。如果约翰早知道这一点，他会从 25 岁开始便开始不停地做肠镜，而且他的姐姐也会很早就开始监测子宫及输卵管患癌的可能性。如果约翰以及他的 99 个弟兄们都有林奇综合症，他们中的 80% 在一生中的某个时期会患结肠癌。由于林奇综合症很罕见，这同时也意味着他的俱乐部必须在大范围内招募成员。

现在约翰得来了好消息，因为他的林奇综合症检测呈阴性，也就意味着基因遗传对他已经不造成问题。但他的医生确信他有另一个可以造成结肠癌的遗传因素，那就是家族性息肉病。

患家族性息肉病的人长息肉的道理就相当于蒲公英长在了有机草坪上。如何治？把它割掉！统统割掉！基本上在这个带有遗传基因的家庭成员长到青春期之前，他的结肠就被割光了。

很多患有家族性息肉病的病人在他们过18岁生日之前就将结肠摘掉了，就算他们当中有一半人多年后会有大便失禁、并因此降低生活质量，为了保命他们也会这样做。我不能想象去告诫一个十岁的孩子，并对他们说除非他们在长到有选举权之前摘除部分肠子，否则会死于结肠癌这样的话可能对他们造成的心理影响。其实摘除结肠并非可以终结他们患癌症的风险，因为在有家族性息肉病的家庭成员们当中有多的多的人患甲状腺癌。

对我们大多数人来讲幸运的是，患家族性息肉病的几率非常低。约翰在到达50岁之前，如果他的家族成员无人被诊断出此病，那他几乎不可能得此病（这个几率要比他被闪电击中了头部，并因此而多长了头发的几率还低）。

如果你没有家族性息肉病，你的家庭成员没有林奇综合症，那你对结肠癌的家族史能有多在意呢？在意的程度肯定比你想象的要低的多。就算让每个新患者的家庭成员做检查，他们由于基因会有结肠癌的几率、比起饮食和生活方式来也不会高出来很多。

那为什么会专注于家族史呢？医学的现实是如果结肠癌转移，结果将不容乐观，也因此越早发现越好。"家族史"这位天使意味着让更多的人来早做检测，目前医学研究者们在寻找别的有家族史的、类似于有林奇综合症这样的家族，并借此来看是否在这些高危人群患病之前可以采取措施。

能够找出那几个具有患结肠癌高风险的家庭的确可以帮助他们，但也会让那些没有家族史的人平生安全感，那些人可能直肠出血多年，因为没有结肠癌家族史而忽于检查。过渡估计家族史会使其成为一个"缓冲器"，令没有家族史的人对患结肠癌（或作检测）没有恐惧感。

对那些象我们这样已经被检测出患有结肠癌的人，这些发现令人欣慰的是，就算因为我们而有了家族史，它令我们的家人因此而承担的压力、比起一则结肠癌广告来也大不到哪里去。我们不会由于遗传而让我们的亲属沦落到我们的命运。但是不错，他们应该定期做检查，并更注重自己的生活方式。

4 95%的结肠癌是什么引起的?

将约翰归于有家族史的高危人群的医生提到，仅仅有5%的癌症病人纯粹是由遗传引起的，也就意味着95%的结肠癌患者是由别的原因造成的。我们可以断定，几乎所有的结肠癌患者是由饮食与生活方式引起的。

也许会有一些重叠的原因，比如即使埃尔克斯俱乐部的约翰没有一个直接的遗传方面的原因，他的遗传基因或许对能促成结肠癌的饮食和生活方式的反应更敏感，约翰的肠胃或许更容易发炎，并因此导致更多的息肉，从而使得患癌症的风险更高。以同样的方式设想一下皮肤浅色并不意味着你会患皮肤癌，但会更容易令你的皮肤被晒伤。同样的道理，约翰的肠胃就属于那种如果不好的食物停留在他的肠道里便会让他的肠道"晒伤"。

一些家族或许既有遗传史，也有饮食与生活方式的因素对他们造成的不利。几乎有25%的结肠癌患者有家族史，这些人也由于遗传原因而更容易患结肠癌。但到目前为止，当我们寻求与家族史有直接关系的证据时，我们发现只有5%的患者可以建立"爸爸有所以我也有"的这样的直接关系，而剩下的所有患者都是既有基因也有生活与饮食方面的原因。

那些不想改变饮食与生活方式的人可以找借口说，所有有家族病史的患病者都是遗传的。他们是有基因，但我们还没有能够分离出是哪种基因，所以我们无法把它考虑在内，因此这一章节的标题可以说是错的。

让我们这时假设一下，每个有结肠癌家族史的患者都被发现完全是遗传造成的，就算他们改变饮食和生活方式也避免不了，即使这样也还是有 75% 的患者是"就是得了"，完全没有家族史，但仍然得了结肠癌。

所以让我们再一次加入约翰以及他的 99 个全都患上结肠癌的弟兄们（这个埃尔克斯俱乐部可真是一个糟糕的地方，他们到底拿什么喂了这些弟兄们）？约翰惊奇地发现在所有俱乐部成员当中，只有其中的 25 个有家族史，而且还是只有 5 人属于"爸爸有所以我也有"的基因继承，剩下的 75%的患者坐在俱乐部里琢磨到底发生了什么。约翰有家族史，但他的医生在他身上找不出一个铁定的遗传链，因此他或许可以、也或许没法归咎于他的基因。如果他是一个擅赌的人，他或许会将患病的赌注下在别的地方而不是基因，毕竟坐在俱乐部的大部分患者都不是因为基因的影响而患病的。

假设大部分在俱乐部坐着的，患有结肠癌的伙计们年纪都很大，都比约翰大，因为结肠癌曾经属于老年病，即使是现在，平均患病年龄仍然是七十多岁。但是我们也看到越来越多的更年轻的人患结肠癌。遗传因素并没有发生什么变化，但是年轻人的饮食与生活方式却变了。

　　我们的饮食与结肠癌之间的关系还没有进入医学框架以便用于治疗结肠癌，反正在我的治疗过程中一次都没有体现，从肠镜到随后的治疗，没有任何人建议我永久性地改变我的饮食。

　　对一个结肠癌医生来讲，目标便是尽快介入，改变饮食习惯被认为不够快，就算我们确切地知道我们应该吃什么也不够快。在有限的时间内，一个癌症医生会花时间去谈化疗或者二次手术这些她认为可以对遏制病情尽快产生效果的事情。她还臆断病人会不愿意改变饮食，就算可以明显地改善治疗结果也不愿意改，那又何必花时间来解释见效不快，同时病人又不可能做的事呢？但是，即使我们不愿改变饮食，结肠癌病人最起码应该被告知他们应该做什么来自助吧。

结肠癌患者饮食

5 应该避免吃什么

那么如果不是遗传让人患病，到底又是什么呢？我们差不多有个很好的概念了，结论是你每年享用的好几吨的、经过你的结肠的食物，影响了你的肠胃的自我修护能力的好坏、以及开始癌变的可能性的大小。

这个想法并不复杂。癌症是细胞由于受伤或化学物质的侵扰而变得失去控制后成长的产物。举个例子，如果你用砂纸磨你的胳膊肘，然后把它浸入化学物质里，一浸就是二十年，你的胳膊肘必定会长出奇怪的细胞（你恐怕应该查查你的脑袋，你个疯子）。随着时间的积累，其中的几个细胞可能会变成癌细胞。所以，如果你把你的肠子的下半段浸在白天会发光的化学物质里，把隔久的的肉浸在源源不断的酒精和糖浴里，在一生的时间里患癌的风险就会增大。我们给可怜的老鼠喂食西式饮食，它们发展结肠癌的几率大大增加。当我们对不同文化人群的饮食选择进行跟踪时，同样的事情也发生在人类身上。但既然我们没有足够大的实验室，在那里我们可以把志愿者们圈在笼子里给他们灌食快餐，用人做标本来做的实验的结论被认为只能是"初级的"。一个对饮食小心翼翼的人也许还是想要避免标准的西式饮食以便降低他或她患结肠癌的风险。

唉，可是你我已经患上了呀，难道要吃什么还那么重要吗？难道不是损害已经被造成了吗？不是的，被诊断出结肠癌、同时还坚持标准的西式饮食的人仍然面临同样的风险和同样的问题，患有结肠癌同时饮食又很差的人会有三倍的可能癌症会复发，是时间开始撤离行动了！

在癌症医生的世界里，饮食是个坏名词。除了你可以空肠以便做手术，他们并不介意你一开始把什么放进肠子里。出院时，我那个具有超前思维，并且以做研究为基础的医院的护士告诉我，我可以直接恢复到我平常的饮食，她的建议是要我直接去享受一个丹尼的大满贯 *（注：里面有鸡蛋，香肠，培根，薄饼，标准的美国人的早餐）*，这对于结肠癌患者来讲相当于给一个肺癌病人一包香烟。

就在这之前两天，我的肛门刚被撕开，拿掉一部分并被钉上，现在却被解放回快餐的大世界，见鬼了，如果我是个酗酒者，这将是我在我的胃被空了五年后的一次畅饮。

我可以告诉你要忽略我的玩笑。事实是你从手术室出来吃的东西应该与你为什么进去而吃的东西完全背道而驰。你应该吃真正好的食品，大多是汤类，骨头汤，软食，直到你每次大便时不再感到痛。其它的就是要 loco *（注：英文中音似*

local，指本地产），如若你不懂 loco 是怎么回事，那我也不懂，你自己去琢磨吧。

我的护士以以下这种方式警告我，"如果你想吃丹尼的大满贯，你就吃吧，不过开始要少吃，因为你的胃还不够大"。知道了！其实丹尼的大满贯正是你最不应该吃的，如果你不想回到手术室将你的肠子再拉掉一块的话。设想一下你给一个刚刚因肺癌摘除了一页肺的病人一包烟，并告诉他适量地吸，因为他只剩一叶肺了。

说到这里，估计你们中的几个人已经明白加工过的肉类食品与结肠癌之间的关系了。正如我的肿瘤专家说的，"不是铁定数据"，因为它是简单地建立在人口基数上的研究，以及把老鼠的肠胃里塞满了垃圾食品、并直到它们患癌症而得出的数据。

既然我们没有关于强迫志愿者们吃瘦吉姆、并直到他们长出瘤子的研究，我们无法定论它会造成结肠癌。

我们在内布拉斯加没有可以让志愿者们都坐在笼子里的足够大的实验室，所以我们谈论的饮食与结肠癌是根据人们所做的饮食调研以及针对小动物做的坏事得来的，没人可以"证明"你的饮食造成了你如今的局面。我们只能以最好的方式来猜测这之间可能有关联，你可以忽视这些，但最起码你可以有这方面的信息。

那么我们应该避免什么呢？
吸烟
饮酒过量
过多食用红肉

过多的加工肉类

过多的炒肉

过多的烧烤

过多的烤肉

精粮

糖

蔗糖

糖品

甜品

　　我希望如果你在留意我说的，你会注意到一个主题：糖（包括酒精类）和红肉。而且还有一套规则是关于如何烹肉。我知道说到这里，那些施行原始人饮食法的人会开始抱怨，"他们对我的那些吃草长大的、并经常静坐冥思的有机奶牛没有足够的研究，这些红肉不一样。"对此我会说，证明给我怎么不一样！（患癌症意味着你不需要总是彬彬有礼）。请拿给我看你的研究成果并能证明患了结肠癌后你坚持食肉会降低复发；就拿他们与那些食用少量的肉食的、和只吃植物类食物的人比较一下，直到我看到一份针对"静坐冥思修行的牛的研究成果"，否则我跟你没什么好谈的。我们已经掌握的研究是，如果我主要按照上面那个单子来吃，我的癌症复发的几率会高出三倍（而不是两倍），关于这点我可不想忽视，即使它不是"铁定数据"。

　　让我们来进一步谈一下我们应该避免吃什么

吸烟越少越好 是的，吸烟增大结肠癌的复发率，并且直接导致 20%的结肠癌患病率。当代的吸烟者比过去的吸烟者死亡速度更快

饮酒 喝的越多就越增大肝扩散的风险，对结肠癌患者来讲没有喝多少就是"安全"的这一说。

食大量的红肉 如果你一周吃红肉超过六份，并想从高危变成低危人群，那一周便改为不要超过两份，那每份是多少？大约是一个小孩子的玩具手机那么大。

食大量的加工肉 一周不要吃六份。每周食用不超过两份会降低你的癌症复发率，所有的加工肉从现在开始都包括在内。

食大量的炒肉 我想你知道我要说什么了。六份：很糟糕；一周不超过两份：可以。我们把这个叫做 6:2 规则，或者 62 条款，让它听起来是我们的行话。结肠癌病人可以对彼此歇斯底里说说行话，"62 条款你执行的如何"？"做着呢，很快就会做到了"。我们变变花样把医生们搞糊涂一下难道不好吗？

食很多烧烤肉 六份糟糕 两份可以

食很多火烧肉 按 62 条款执行 谁又会喜欢很多火烧肉呢？

记着，不是要你每种肉每周吃两份，你每周不管怎样吃红肉，不超过两份。

精面粉 为降低复发的风险，每天吃不超过两份，通常那些最高风险的人群每天吃六份，所以在这里 62 条款适用于每天所应摄取的精面粉量。

可别搞糊涂了，将每周你的红肉摄入量降至不超过两份，降低精面粉的摄入每天不超两份，一份的量是多少呢？一片、一块、半杯大小，差不多就是一个小孩子所用的手机大小吧。

糖，甘蔗，糖果，甜点 这里所谈的这个数量远远低于 62 条款。处于最高危的复发人群的每天要吃超出两份的甜点，而复发率最低的人每天摄入不到一份。

尽量避免把"甜品"糖隐形加入到包装食品里的食物，因为如果你避免这类食品，你或许每隔一天可以吃一个甜点。再说一下，甜品的每份量相当于小孩子的手机大小，说到这一步这个甜点必定看起来很诱人了。你觉得他们可以把甜点做成肉味的吗？棒棒糖盒的如何？

说到这一步，我很想知道自己究竟可以吃什么（以便破规矩呀）。在你给我写信之前问我要吃一块烤过的、但要在微波炉里加热的修行过的猪肉的规则是什么，我也跟你讲清楚，我们在这里讨论的是你下辈子的生活。

我们中没有任何人下半辈子会是完美的，我们都有跌下马的那一刻。所以当你准备揍你的姐夫，就因为他做所谓的"素食"豆时在里面加了点培根，被你责备为"是不是想我早死"时，要记着你的饮食规则是为终生制定的，意思就是你的大多数时间想遵守它，却不因为偶尔一次破了规矩而就此偏离你的饮食规则。就算破了一次规矩，你要做的也就是回到原轨道，不要担心太多。如果每天都破了规矩，那你就在冒风险，记着这是你的生活你的命。

6 应该吃什么

　　下面要说的就更有趣了。说什么不能吃很简单，但一旦被诊断出有结肠癌，说什么能吃就很难。

　　我知道有一百万人在告诉你吃什么可以治愈癌症，其中的很多都有很好的关于人们如何通过饮食治愈癌症的故事。但是令人惊奇的是，很少可以有人拿着研究结果告诉你，每个使用他们的饮食方式的癌症患者都得到了治愈。个体成功的故事的确精彩，但精彩没有体现在别的个体上。这是我们要谈的不太令人开心的一个开始，"我就是按这种饮食严格执行的，可我还是死于癌症"。这也是那些"完全相信"某种特定饮食的人最不想听到的话。

　　作为一个对某种饮食全信的人的一个特点是他们只想这种饮食的好处，如果你质疑他们的"蚂蚱与蜂蜜、山洞人"的饮食他们会很生气，并声称，"圣经里就有！"他们会说，"就算是胡编乱诌，我的医生在肿瘤方面还拿了三个学位呢，他不可能错！"不幸的是所有那些你信的都不意味着你或我可以只是吃树蛙或河塘的浮渣（是，好吃的浮渣）就可以活的更长。

我们确信通过避免吃大量的红肉并避免摄入糖份可以帮助防止结肠癌复发，知道这点就是一个很棒的开始。除了红肉和糖我们需要吃东西，这是对结肠癌病人有益的五件事情中的一部分：体重正常，锻炼，不吸烟，限制饮酒，以及健康的饮食。

那什么是健康的饮食呢？当研究者们拿那些回避'坏'的饮食与积极寻求'好'的饮食的人做对比的时候发现，回避的那组获胜。结肠癌患者中"谨慎"饮食的，那种饮食建立在很多的水果、蔬菜、鱼和鸡肉基础上的饮食，并不比那些避免吃很多红肉与糖的人好到哪里去。

可能有人会问，既然红肉，精粮以及糖都不在菜单上，那么那些"避免"的伙计们在吃什么？其实他们是在吃水果，蔬菜，鱼和鸡肉，只不过他们比起那些"小心翼翼"的一组人不鼓吹罢了。小心翼翼的那组人的复发率并不象我们希望的那样降到零。

我们现在必须揣摩健康的饮食到底是什么？既然我们在这方面没有确切的研究，我们必须根据现有的研究来看我们能从中找到些什么。别忘了最大的研究是建立在调研与用鼠类做试验的基础上的，以我们现有的，我们是在进入医学领域的"可能"区域。

一个医学评估人员曾说所有的结肠癌病人（包括所有的癌症病人，是所有的）都应该采用地中海饮食。如果你错过了饮食争论，记着地中海饮食注重水果和蔬菜，全麦食品，坚果，加上少量的肉与糖。想象一下一顿巨大的家庭烹饪的意大利晚餐，只用全麦类，很大的一份沙拉，很多的橄榄油，有选择的全麦材料，加上番茄酱里可能有的一点肉。

在采用地中海饮食的人身上我们看到有更少的人患癌症。然而采用地中海饮食的有着非常不一样的生活方式，所以只推荐饮食还是不确切的，就好比看到阿米希人就认为是他们的全麦饮食令他们对基督更虔诚，但答案可能也许是，但也有别的原因包括在内。

对于我们这些被诊断出来的人或许在考虑换一种饮食方式，我们需要更多关于地中海饮食方面的信息，但从我们获取的少量的信息来看还是附有争议的，因为我们健康的志愿者们通过采用地中海饮食，对造成结肠癌的肠因素并没有发生变化。

那么纤维呢？或许你听到过关于纤维是否能防止结肠癌方面的争论。通过一些专家的研究，并没有发现患结肠癌的比例与纤维摄入量之间的关系。但其他一些专家认为高纤维食物可预防结肠癌。在近期的一些小规模的研究中发现，纤维确实有所帮助，但也仅限于对降结肠癌（结肠的底端），但对复发患者没太大作用。

事实是降结肠癌可能与升结肠和横结肠癌略有不同。具有升结肠和横结肠癌的病人通常有生物膜过度生长现象，细菌群待在结肠内，随着时间而感染肠壁。降结肠病人的问题是从你所摄取的食物中所包含的细菌的日益繁殖而形成的。

纤维的类型、以及它的大小（取决于你咀嚼的程度），会决定你的肠胃里会产生什么。有太多关于胃肠菌方面的资料，我于是另写了一本书叫做 Tending Your Internal

Garden（养育你体内的花园）。以我们目前获取的研究资料。我们还不知道哪一种菌是好或是坏，因为细菌可以产生既可以阻止、也可以促使癌细胞生长的化学元素，这一切都取决于你的胃肠部的其它部分是什么情况。

如果你多注意一下针对咖啡的研究，你会发现研究表明咖啡有益于结肠癌患者，而且你最好饮很多咖啡，研究表明咖啡的保护效用是建立在一天大约四杯咖啡的基础上。在你开始喝咖啡之前要明白，喝咖啡或许会降低结肠癌，但也许会增加患直肠癌的机会。所以如果你喝咖啡，这似乎会有所帮助；但如果你不喝咖啡，我并不确定这是不是个好主意。

有很多别的补品你可以使用，其中的一些甚至或许会对你有所帮助（会在后文中谈论更多这方面的话题），但我们不知道它们到底会不会。

关于到底吃什么的总结

每周不超过两份的红肉。既然炒肉，烧烤或火烤都不理想，用烤炉烤熟的似乎成了最佳的。如果你打算吃肉，尽量吃当地产的，并找你能找到的最好质量的。我们不能证明这是最佳选择，但最起码对你的社区经济会有帮助。

每天不超过两份的精粮。基本来讲就是吃棕色食品，而不是白色的。我说的棕色是指从内到外，不是看起来棕色，里面是白色的。任何棕色的全麦食品都可以，但尽量选择象藜麦（一种可提供全营养的粮食）这样的。

每年吃成吨的水果和蔬菜。是的，有机类的是最不可能含有对你的胃肠壁有损害的农药的，如果有机类的价格超出两倍，你可能就会在吃蔬菜方面很吝啬，所以尽可能地在你的预算范围内吃好的蔬菜，并请记住，每一种蔬菜，无论是否有机，都比那些在加油站里的收银机旁卖的、放了不止六个月的干肉要强。

自己动动脑子看如何可以通过吃整个水果而让你的生活中摄取点糖份。糖就是糖，无论是来自白糖，糖蜜，枫糖浆，还是深红色的龙舌兰。减慢你摄取糖份的一种方式就是食用整个的水果，这种方式会减慢你的身体对糖作出的反应。

健康的油对你也好，比如橄榄油，鱼油（来自鱼）。椰子油能让你的蔬菜尝起来好吃很多。

如果有人问你，就说你采用地中海饮食。无论有多少书给你这方面的饮食指导，你要专注于一个完整的、家庭烹饪的、有很多小盘菜的意大利式饮食。

7 在化疗与放疗过程中应该吃什么

我没有经历你的化疗与放疗方案，因此我提供的信息是出于学术、而不是个人经历。对任何一个没有经历过化疗的人所谈的东西，你都应该报以很大的怀疑态度。

当医生确实要跟化疗病人谈论饮食时，通常都是关于卡路里。他们通常简单地认为卡路里与失重相关。如果你们中的任何人曾经尝试过减肥，你们就会明白摄取更少的卡路里与体重减轻没什么关系。当研究者们尝试让结肠病人"多吃点"这个饮食建议时，他们发现并没有造成他们的成活率更高。只是增加卡路里是不够的，因此我们针对饮食需要有不同的考虑。

但我们还是不能确定针对正在经历结肠癌化疗的病人应该吃什么，因此我们只能仰仗一些在化疗期间如何更改饮食的"前期"研究，也就意味着研究者们认为，化疗阶段提供饮食建议太具有试验性。

最开始的"初步"研究我发现来自于 1995 年，一个素食建议，其中包括很多水果和蔬菜减慢了癌细胞的生长速度。

20 年后的 2015 年，又出来一个"初步"研究，再次发现素食饮食，加上一点鱼类，可能可以防止结肠癌的发生。

所以在过去的二十年里我们做了任何关于结肠癌病人在化疗过程中如何饮食的研究吗？即便是针对那些在饮食选择标准很差的四期病人？没有，我找不到无论是具有突破性的、还是小的研究成果。

我们仅仅是刚开始针对鼠类的试验，并惊奇地发现，好的饮食有助于化疗过程中的老鼠。否则就是古怪的，单一补充试验，比如中国人做的一个试验发现要化疗病人多吃是有帮助的，但让结肠癌晚期病人吃鱼油会导致病情更复杂（前面还说吃呢，我傻呀！）。

既然化疗最大的副作用是造成恶心，或许我们应该找到适合于遏止恶心的食物，但即使是这方面的研究也没有。

当我们试图分析一种饮食中涉及的每种成份时，发现还是太复杂。单独的某种成份或许有益，但我们不清楚当与别的成份混在一起时效果如何。

一项最常见的推测是化疗期间食用更多的抗氧化食物会有帮助，但只是食用抗氧化片剂的效果不如把它纳入你日常饮食的一部分。你不会因为水果比肉类含有高出很多倍的抗氧化剂而因此只吃水果，因为不吃肉而只吃水果并不能保证对你最好。

一项研究发现加入抗氧化剂并无明显益处，唯一可能例外的是姜黄。在放疗过程中加入姜黄，使得癌细胞对放疗会更好地做出反应。在一个针对小部分晚期癌症病人的研究中发现，只食用姜黄可能会对胃肠有益处，但由于姜黄被身体吸收的效果差，也因此对癌转移的病人帮助不大。

另外一个在化疗期间有益的食品是洋葱，根据一项研究，用高浓度的洋葱提取物与化疗做比较，说它的效果相当于目前在结肠癌化疗中广泛使用的的一种口服药希罗达（Capecitabine/Xeloda），称洋葱具有相似的效果似乎站不住脚，但是越多并不意味着越好，试验表明当饮食中的20%都是洋葱提取物时，反而造成了老鼠患上结肠癌（并且令它们闻起来恶心）。但是当饮食中洋葱提取物占5%时，却阻止了老鼠患结肠癌。要是太多意味着令癌症恶化，估计我们等待用炒洋葱做人体试验的时间会很长。

据我们所知有一种成份可能对恶病质（因癌症而失重）有帮助的是氨基酸谷氨酰胺。谷氨酰胺降低氧化，减慢恶病质进程，为免疫系统以及肠内壁提供营养，也是胃肠壁偏爱的食物，毕竟你的胃肠内壁通常靠从你吃的食物中来获取所需（而不是象你的身体其它器官一样完全靠肝脏）。根据一项研究估算，一个病人术后恢复所需是每公斤体重需要0.2克谷氨酰胺。对我们这些使用英国度量衡制度的人来讲，每公斤0.2克的谷氨酰胺大约就是每磅0.5克，或者每100磅体重1.5盎司。那将是很多的谷氨酰胺，食之无味但以粉末状食用却会很狼藉，要是我，我就会把它混在沙冰（也叫果昔）中，加完所有的配料后最后把它加上。

其它试验性的化疗饮食成份还可能包括乳清水解肽，发酵的牛奶，以及异麦芽酮糖。这几种结合起来被称为免疫调节饮食(IMD),它对化疗过程中的老鼠起到了作用，在不妨碍化疗的基础上防止了体重减轻。

当我们谈到体重减轻时请记着，不是所有的食物都是一样的。任何一种营养类的或碳水化合物类的都包括四种卡路里；任何产生于脂肪的食物包括九种卡路里，因此如果你认为只吃了一丁点的东西，但针对你所选择的食品却会在卡路里方面造成很大的不同。

那么在化疗过程中你需要多少卡路里呢？我们就从如果你每天躺在那里无所事事你需要多少卡路里来开始，它叫做你的不动新陈代谢率，网上有计算公式，你可以算出你在睡眠状态时消耗多少卡路里。对我来讲我的体重是 190 磅，我每天只在床上躺着就要燃烧 1784 卡路里。

如果你在癌症晚期，你面对的现实状况是你的癌细胞由于在积极生长也从而在消耗大量的卡路里，所以为了防止体重减轻，估计你需要在你的不动新陈代谢率的基础上再加上 500 卡路里。

那么你如何在不需要每天不停地吃的基础上很快获取所有需要的卡路里呢？简单地讲，如果你立马需要 1500 的卡路里，你只需要摄取¾杯的脂肪。令人惊畏吧！但只要问一下那些吃过龙虾的人就知道，把一杯黄油就着龙虾吃下去不是什么不寻常的事。

要从蛋白粉或碳水化合物中同样摄取 1500 卡路里，估计你得吃两杯。记着象水果与蔬菜这样的东西，在衡量卡路里的摄取方面，由于富含好的纤维，它们的好处便不再仅限于卡路里，这也是为什么它们如此适合减肥而却不适宜增重。

那么你如何为了增加体重而摄入¾杯的脂肪呢？可别想着喝油就可以，那对你的肝和膀胱来讲就太难了。在烹饪过程中加入卡路里是最简单的方法。

以下就是一些办法：

鱼油丸（要吃很多很多的鱼油丸）

直接摄入鱼油（一汤勺是 122 卡路里）

玉米油（一汤勺是 122 卡路里）

椰子油/牛奶（一汤勺分别是 117/34 卡路里）

夏威夷腰果 一盎司是 204 卡路里

巴西坚果 一盎司 190 卡路里

炒蘑菇 一杯 159 卡路里

黄油 一杯 1627 卡路里、或者一汤勺 102

很多人在这个阶段在使用椰子油，一种快速获取卡路里的方式。要小心椰子油是饱和脂肪，这样的话接下里的十来年里你的动脉会变硬，估计现在也管不了那么多了。

除了脂肪，你还想身体保持强壮。当力量下降时死亡就会提升，比起一同化疗的同僚们，走路速度最慢的几乎死亡的几率比别人大三倍，但如果化疗已经令你精疲力竭你又如何锻炼呢？

下面是一个简单的锻炼方案，你可以跟你的看护人商量一下：

每个小时做 2-3 分钟的对抗练习（起身练习，无论是站起来、坐下去、或爬楼梯）

做完练习就加零食，要包括 150 卡路里：¼杯的碳水化合物，或蛋白粉，也或者一大汤勺的脂肪（比半盎司略多一点），以 10 个小时的清醒时间计算，一天算下来你会摄入 1500 卡路里，为了摄取额外的卡路里正餐时吃点零食。

那要是你因为太弱都没法动弹怎么办？做收、缩练习。这种练习叫做等距体能练习，不动的运动，就象是过去的查尔斯·安塔拉斯做的那个经典的喜剧广告。

最后简单地来讲，每天一个苹果让你远离医生,但你要每天吃两个苹果才能对控制结肠癌起作用，我这样说是认真的，吃苹果的老鼠（比起不吃的）只有一半肠胃发生早期癌变。研究者们也因此推测人若每天吃两个苹果也会达到一样的效果。

8 极端饮食

　　下面所谈的会变得很有趣。每天都会有什么人搞出一种饮食或补品声称可以"治愈"癌症。通常这些"治愈"来去都很快，你根本都搞不明白它们是如何通过时间验证的。我们需要一种历经时间考验的饮食，并由此而判断出是否治愈了癌症病人并且不再复发。

　　在这里我很诚实地交代，我使用的是极端饮食。我的饮食是纯素食（不涉及动物或与动物相关的食物），不含麦类（不涉及小麦及相关的食物），不含糖（包括不含添加了糖的）。如果你在寻思那我吃什么，我只吃植物类食品，估计你读到这本书时想着我已经掉下马车破了规矩了（不，还没呢）。所以让我们对彼此诚实地开诚布公，估计你不想我开这样的饮食处方给大家。我确实不会，这是我自己的选择，不是你们的。

　　但是你应该和我一样一路走下极端饮食这条路，并开始整天喝蔬菜汁吗？说真的，葛森疗法需要每天饮十三杯鲜榨汁。我以葛森疗法为例是因为它很有名气，而且存在已超过半个世纪，而且因为我的家族对此有经历。

下一步让我们具体看一下葛森疗法，这种疗法是以让病人食用有机纯素食为开始。如果你想把饮食改成葛森疗法，你需要一个榨汁机和很多的有机蔬菜。你的饮食以植物类为基础，你要每个小时饮一杯新鲜的蔬菜汁，那是在每天喝很多咖啡（一天五杯），以及很多补品的基础上。这样做的原理是蔬菜汁为你的身体提供便于吸收的营养，并帮助清洗肝脏，就像咖啡灌肠法帮着清空肝脏一样。

葛森疗法的好处是它存在了很久，因此我们有足够的时间跟踪那些运用过它的人。回顾还是在 1958 年的时候，葛森医生就出台了他的饮食疗法，并在一封信中（内容还包括如今已经不再提起的饮用肝汁）陈述可以治愈晚期癌症。

关于葛森项目存在很多不同版本的故事，我就有自己的版本。我的祖父在二十世纪七十年代被诊断出前列腺癌以后，到了墨西哥的蒂华纳寻求葛森治疗。他持续食用做了调整的葛森饮食，并偶尔在他的余生中饮用蔬果汁。这种方法在他身上是见效的，因为他活了 102 岁。

那么为什么我不立马跑出去买回我的 50 磅的胡萝卜并把它们榨成汁呢？我们都知道前列腺癌通常发展很慢，我也不确定我的祖父是被治愈了，还是就是因为发展慢他长寿，总之继他的葛森之行后他便不再经常去看自己的医生。

我们针对皮肤癌的黑素瘤确实有研究结果表明，那些使用葛森疗法的患者治疗结果比普通治疗的结果好的多。如果它对黑素瘤起作用，对我来讲也应该有用。我在自己先前做的研究中发现，黑素瘤比较起其它癌症类型来对胡萝卜的反应更好（β-胡蘿蔔素的颜色转移到皮肤，为其提供抗氧化剂并最终让你的肤色变成橙色）。

但是葛森饮食疗法针对胰腺癌患者的效果并没那么好。经过一年的葛森疗法或者化疗，几乎一半的化疗病人都存活下来，而每五个胰腺癌患者中采用葛森疗法的病人只有一个勉强存活了一年。啊哟，这不是我们要做的呀！

那么关于葛森疗法与结肠癌之间的关系我们知道些什么呢？什么都不知道。好吧，有一点点研究是说类似葛森疗法的一种治疗有可能对结肠癌转移有所帮助。但是，通过获取大量的蔬果汁可能获得的好处并不比避免食用红肉和糖好到哪里去。是的，我知道你的朋友的朋友的饮食习惯将从前的喝猪油彻底转到了泡每小时新鲜榨出的木瓜汁浴，并因此治愈了她的结肠癌。那也不意味着我们应该照着做。

是的，在告诉你们所有人只是避免红肉和糖以后，我自己还是决定避免麸质及糖，并成为纯素食。如果你为之目瞪口呆，那也很正常，因为你的脑子肯定在使劲琢磨，"那小子还能吃什么？"其实任何以植物为基础的，包括马铃薯，所有可以吃到的水果，以及除了麦类的谷物。

我下了这个极端饮食的决定是通过淘汰不能吃的、以及自我遵守的原则。无论什么时候只要我"沾"一下肉，我就开始不停地吃肉，它容易买到，做起来也容易，而且吃过之后总是让我感觉很糟，因此完全不吃比起总是得决定什么时候吃要好过的多。我确实偶尔吃点鱼，但不是每个星期。

选择无麸质食品完全是因为每次我发现麸质食品让我的膀胱出尽血，不食用麸质就几乎不见血，所以手术后我就不吃麸质食品了，毕竟出血不是我想要的。我的免疫系统并不抵制麦麸，因此从技术的角度来讲我并没有乳糜泻，我只是一吃麸类就出血，还是谢谢了，我坚决不吃。但是对你们其他的人，全麦或许有保护作用（对不起了你们恨麦类的人），尤其是红肉。

在我这所有的新的饮食心得中，无糖规则是最残酷的。每次查看沙拉调料都发现添加了糖，很多食物都以某种方式添加了糖，我还必须避免加工食品，外出吃饭也非常挑剔。

但无糖规则的来由是我在做癌症研究时发现的最令人害怕的研究发现。它并不只针对结肠癌患者，因此我不知道这条规则是否适用于你，但对它的恐惧程度足以让我对它放弃。

这项研究是考琳.胡博 （Colleen Huber)做的。她协助并跟踪癌症病人，这些病人通常都在接受西医以及替代医学的治疗,他们的治疗结果通常都好过只接受西医治疗的人，甚至就算她的⅓的病人吃糖，也还是保持在缓解状态。

缓解当然好，那么存活率又如何呢？当胡博随着时间跟踪她的病人后发现，食糖中的病人有三分之一长时间存活下来，但当他们避免食糖，他们的存活率就翻番。是的，这一点就足够让我想在很长的时间内避免跟糖打交道。

那么避免食糖的科学依据又在哪里呢？自从十九世纪二十年代开始我们就知道癌细胞对糖情有独钟，即使是有别的能量供它们消耗，它们也还是喜欢先消耗糖。

所以，既然癌细胞喜欢糖，为什么所有的癌症病人只管不食糖就可以了？不幸的是，很多癌细胞会给它们周围的细胞发出信号，并告知那些细胞它们受伤了需要帮助，这就使得癌细胞周边的细胞成为它们的"僵尸奴",不停地为癌细胞产生所需的能量,即使没有可供消耗的糖份,这些围绕着癌症的细胞们将会竭尽全力保护它由于糖份缺乏而死去。

这也是为什么禁糖规则是我的选择,而非你们所有的人都应该像我一样。我只能说如果我通过禁糖而不能饿死癌细胞,我最起码可以不让它们那么舒舒服服地活。你可以选择完全不吃糖,但有一点可以确定的是你就算吃,也是非常少量地吃。

9 糖与生物膜

　　我在前面提到一点关于结肠的不同部位是如何有可能由于不同的原因患结肠癌。升结肠与横结肠癌可能与生物膜有关，而降结肠癌是由于对肠壁日积月累的磨损。

　　那么生物膜到底是个什么鬼呢？这有点复杂。在我患癌症之前，我写了一本书叫做"养育你体内的花园"，这本书是关于我们围绕我们的肠胃所发现的所有的了不起的东西，包括生物膜。但我在这里会尽量言简意赅地总结一下肠胃与生物膜的关系。

　　基本来讲，我们每个人的肠胃里的细菌数比起我们全身加起来的总数额还要多。我们可以把自己比作一个酒店，或者说是一个行走着的雨林。我们每个人体内都有很多独特的细菌品种（平均 70%很独特），我们的身体内部很精彩。

　　更精彩的是这些细菌品种并不总是特立独行，它们喜欢扎堆儿形成群体，有些负责获取食物，有些产生更多的小的细菌，有些保护别的细菌。它们自我保护的方式是倾泻一种粘稠涂层以远离别的品种或消炎药。这个粘稠涂层及其生活在其中的细菌品种就叫做生物膜。

如今来看结肠癌患者有生物膜，没结肠癌的人也有生物膜，但我们只是刚刚开始发现一些生物膜是有癌性的。

由于我在过去的一年里在关注这方面的研究，看起来我们发现了其中的一个结肠癌的肇事者，一种我们知道造成口腔疾病的细菌，当它作为生物膜的一部分出现在肠胃中时，那个生物膜可以造成癌症。但只有一个坏的生物膜还不足以坏事，别的有害细菌需要一起加入进来，就像有几个很糟糕的居住小区，因为搬进来几个坏家伙而让这些小区更糟糕。

那么你如何来阻止坏的生物膜呢？要面临的问题的一部分是任何细菌都可以成为有害的。想想无辜的酸奶中的细菌乳酸菌，除非它成为你肠胃中的主宰类细菌，否则它是无害的。没有竞争时，乳酸菌会开始扔出生长的化学物，这些化学物质会帮助其余的乳酸菌生长，但它们也会同时帮助你胃肠内的癌细胞生长。乳酸菌过度生长会令降结肠中癌增长。唉哟！

所以技巧就在于你要令你的肠胃多元化，要很多不同的细菌彼此争斗，争空间，以便没有任何一个细胞群可以主宰肠胃并开始排出生长细胞。

但有时我们并不总是需要细菌来吐出化学生长物，因为我们会恰恰把它们需要的给它们。比如如果你想其中的一个细胞群生长，你就用抗生素将它们的对手全部杀死，然后喂它们很多糖就可以了。

我们喂老鼠一顿标准的西餐，令它们体内好的细菌一天之内便变坏了。我们没有在人体上做试验，但我们知道糖尿病人是患结肠癌的高危人群。

因此对我们这些已经患了结肠癌的人，一圈抗生素用下来就径直摄入糖份未必是最好的选择。

但能让你的糖指数降低的东西应该是有助的。对糖尿病人来讲。二甲双胍已证明可以降低结肠癌发病的风险，二甲双胍不太可能抗癌，但它可能对减少那类极为爱糖的、可造生物膜的细菌群在肠胃中过度生长有帮助。

无论患结肠癌时你的饮食习惯是什么，你都想要把它改了，即使你认为你的饮食曾经已是完美的了，为什么？因为无论你那里有什么样的细菌，都很可能学会了与你体内的结肠癌细胞合作。改变你的饮食方式会挪动你体内既成的细菌群，并因此而挪动了它们给你造成的风险。

10 补充营养品（补品）

现在我们好好推测一下。在你吃最新出来的根治结肠癌的补品之前，让我给你推销一种我喜欢的。我认为这个了不起的补品被好几百万人成功地使用并毫无毒性，它可以阻止结肠癌细胞生长，并阻止它们在你的身体里游行，它有时甚至会将它们灭掉。听起来很了不起吧？

为这种灭癌的东西你愿意花多少钱呢？在你家门口的小卖店里花四块如何？它广泛存在于你的家庭购物网里：是百里香（也是麝香草），是的，正如香叶，鼠尾草，迷迭香一样。百里香在结肠癌方面的使用量越多似乎越好，但是我们也意识到在一天之内，你也只能吃这么多的百里香，否则你的胃是会反抗的。

我也只是用了一个百里香的小试管来做研究，表明研究其实不是一件很难的事，（而不像那么多卖出"奇迹"的补品所声称的那样）。但我对使用百里香，并且是长期使用，感觉还是很放心的。

不要让你的医生因为你使用补药与治疗之间会发生冲突而担心，就只问一下你的医生，你是否可以使用"厨房里一般用的调味料"跟你的餐饮搭配起来。

大多数在结肠癌中常用的补品，比起你用药丸的形式吃下去，通常都可以更大量地添加到你的食物当中。如果你不喜欢把百里香作为一种调味品，那也有很多别的调味料啊，在做实验的时候，都证明可以阻止癌细胞发展。在我手术后为了更快地阻止出血，我使用了两种调味料，他们是姜黄和甘草。这两种调味料经过检验，都有阻止结肠癌细胞的生长和转移的作用，这也正是我要的。以下内容你可以跟你的医生讨论一下。

我的术后恢复混合饮食

八盎司的水

一汤勺的姜黄粉。

一汤勺的甘草末

用一个汤勺快速地把它们混合起来，然后很快喝下去，或者如果混的不够好，就再重新把他们和水搅匀了之后喝下去。如果喝起来的味道真的是太糟糕了，你或许应该尝试一些别的东西。

别的试管类研究还表明，肉桂，胡椒，大蒜，以及小茴香都可以阻止结肠癌细胞的发展。使用调味料唯一的局限性是避免将肠胃"烧坏"，比如使用太多的辣辣椒。因为炎症帮助癌症发展。再有人跟你说小试管做的研究不适合于人类的时候，你记着我们的肠胃说白了就是一个大的研究试管。我们并不需要吸收调味品，我们只是需要它穿过我们的肠胃。

但我们确实需要吃够足够的调味料以便于在胃肠壁形成一个涂层。你想象一下，我为了得到足够的姜黄以及甘草，简单地来讲，就是吞下去好几汤勺，而不是用水吞咽片剂。一汤勺的姜黄相当于 12 克，或者 24 颗标准的胶囊，把它与同等量的甘草加在一起，我每天几乎是吃下相当于一瓶的胶囊。但是同样数量的调味料，如果只是吃一汤勺似乎并没有那么多。我估计在手术后的几个星期里，我很可能每天吞下了两倍不止的姜黄。

当我强烈要求你们尽可能地随时便"吃"下你的补品时，我们确实有一种经过很好研究的非处方药。这种常用的补药确实对甚至是具有遗传性的林奇综合症的患者都有帮助，使得息肉减小。由于它在这方面特别成功，所有林奇综合症患者都被推荐使用。

对我们剩下的人来讲，这种补药可以降低我们三年后长息肉的危险。它可以令那些一旦被诊断出便开始使用的结肠癌病人的的死亡率（死亡数）减半。是的，一种补药让象你我这样的病人的死亡几率减半。我认为在我出院的时候便应该把这种药开给我。

但是我因为一个简单的原因令我在服与不服它之间挣扎，这个简单的原因便是它是酸性的，会在你每次服用它的时候在你的肠胃里烧一个小洞。那只是一点血，但一点点的发炎都可能会让我误解大便里的血。但再看一下这项研究结果，我应该服用它。我想下一步我要找到一种途径不会让它就待在我的肠胃里然后给我烧一个洞（更新：我咀嚼标准量的¼，吃起来有点苦；进一步跟踪：它令我的 CEA 检验结果升高，所以我又停用了）

估计谈到这里你应该猜到是什么了，这种可令结肠癌死亡率降低一半的不过是阿司匹林。每天一颗，325mg 是在实验中所用的量。别的研究发现每天只服用少到 75mg 也可以获益。对于那些被做出诊断前便使用它的，用它的好处是可以减少 30% 的死亡率。

作为一种经过验证的好处，阿司匹林所向无敌。就从你明白阿司匹林的益处这点上，不管这本书花掉你多少钱都值了。跟你的医生讨论一下（你应该可以在化疗或放疗的同时服用它）。

另一种目前热门的补药、但没有象阿司匹林一样有那么多的研究确证，是维他命 D。研究表明如果你的血液里含有最高量的维他命 D 便可以降低死亡率，又是几乎达到一半。但这项研究结果可能更多的是指那些日常生活中摄入足够的维他命 D 的人，不是指维他命 D 本身。

在我们继续接着往下谈之前，我们必须得再谈一下咖啡，别的含有咖啡因的饮品包括茶都不具有同样的效果。咖啡中有几种成份可以阻止结肠癌的生长。估计那些想赚钱的企业家们会从咖啡中提取出那些成份，并声称可以治愈癌症，但证据表明我们需要做的就是喝大量的咖啡。那些每天喝四杯或更多的结肠癌患者癌症复发率减少一半，并可以令那些从没喝过咖啡的人死亡率降低一半。

那么我不是要你现在开始喝咖啡，我要说的是在我大半生都回避咖啡以后，我也努力喝了几次。但我在开始服用阿司匹林之前，我是不会考虑先开始喝咖啡的。（更新：我现在每天喝半杯，跟可可和白桦茸（桦树菇）混起来；进一步更新：一年后我还是采用极端饮食，但不饮咖啡）。

我服用的补品：

我是阶段性地服用以下补品。我包括了在爱默生生态学（Emerson Ecologics）公司购买的产品代码，一个只有医生才可以进入的部分，你因此可以查看我在服用什么，然后可以从别处购买，或让你的医生帮你购买。爱默生的产品确保我不摄入重金属，我的补品与他们商标上说的一致。我跟爱默生没有任何关系，我只是使用他们的产品。

维他命 D （混在橄榄油中，一滴相当于 2000 IU)，*爱默生产品代码是 LIQ20*

男士每日一个， *爱默生产品代码是 MOV40*

改良的柠檬果胶，*爱默生产品代码是 LIQ20* （我用粉末状的，可以买胶囊、除非你不介意如果加在冰沙里，它会令你的冰沙变为无糖果酱）

一种益生菌 *爱默生产品代码是 SBC,*是一种用来啤酒发酵的成份，（在我的研究当中发现，这种益生菌可以减轻一半的溃疡性结肠炎患者的症状）。

姜黄 *爱默生产品代码是 TUR12*(我用粉末状，便宜很多，但因为味道和容易结块饮用起来不太容易）

甘草 *爱默生产品代码是 LIC26*

尽管我以为我的纯素食无糖极端饮食会持续不了多久，我还是发现在我现有的饮食里添加东西比去掉难。我的冰镇咖啡的试验（三汤勺咖啡与三杯水混合，摇匀，隔夜饮用）令我不太感冒，我知道数据研究是要你喝咖啡不是茶，可一辈子都在回避的东西要拿起来喝真是不容易。

阿司匹林所带来的副作用也使得服用不容易，主要是因为我不想它在我的胃里烧个洞，所以我就咀嚼它，尝起来实在不怎么样（是酸的，归根结底，水杨酸还是酸的呢）。虽然想每天服用，但做不到。

我在这里谈到了我自己的弱点，所以如果你觉得自己也有"我没法做每件我该做的事"那种癌症病人典型的愧疚感，你要明白不光是你是这样的。

结肠癌患者的锻炼

11 锻炼对结肠癌患者有帮助吗？

　　如果锻炼可以防止结肠癌你会觉得惊讶吗？每十个结肠癌患者中有一个是因为缺乏锻炼而造成的。这只是单纯的缺乏锻炼，还不包括那些属于结肠癌高危人群的肥胖症患者。我们缺乏锻炼是如此明显，以致研究者们甚至可以说出到底是哪种懒惰行为会带来最大的风险。他们告诉我们在美国，坐在电视机前很久看电视是直接造成结肠癌的因素（略微低于那些有一级亲属病史的）。

　　别觉得只是几项研究就得出结肠癌与锻炼之间的关系，证据其实多到令人难以置信。专家们通过评估三百个不同的研究成果发现，所有这些研究得出确凿的证据是只凭锻炼就可以降低结肠癌的发病率。多锻炼会让你死于结肠癌的可能性减小。

　　说到这里，你或许已经相信锻炼或许可以防止结肠癌，你的家人可以自此多锻炼来防止它。但我们已经被诊断出有结肠癌，锻炼可以防止复发吗？是的！

　　针对已经被诊断出有结肠癌的女子们，研究者们发现锻炼有效。不光是结肠癌方面少了一半，而是不管什么癌总体少了一半。因此那些起身锻炼的女子把她们会死于结肠癌的几率降低了一半，并在二抵一的特卖中，还把她们可能死于其它疾病的几率也降低了一半。世界上没有任何一种化疗可以给你这样的结果。

　　我知道此时所有的伙计们该喊了，"这个研究是针对女子的，我是个男人！"那就让我们来看一下一项类似的、针对已经患结肠癌的男士们的试验。锻炼多的男子的死亡率比起不锻练的降低了一半，这不光是指早期结肠癌，是指早期和晚期。

　　说到这里，你们那些憎恨锻炼的人很有可能认为，那些个中强手都得是铁人三项，于是就说"好吧，好极了，我只要跑下一个马拉松就可以降低我的风险"。但是做一名结肠癌奥林匹克运动会中的强手的标准是非常低的，其中的高手可以每天步行一个小时；而那些表现最差的、有比别人高出两倍的可能生存下来的、平均每周运动不到一小时。

　　所以对男士结肠癌患者来讲，每天走路一小时比起那些每周步行不超过一小时的人来讲存活率会增加一倍。把鞋带系紧开始走路吧！

　　希望你可以相信饮食与生活方式与结肠癌的复发有着一定关系。就算你不相信，也请记着结肠癌病人同时也有患其它癌症的、以及慢性病的风险。所以即使你不改变你的饮食与生活方式以避免结肠癌复发，为了不给自己惹别的麻烦你也应该想要锻炼一下吧。

结肠癌患者练习项目：

每天步行一小时，就这些。

如果看起来这样做太简单，以下是我做的：

为了手术后恢复，做轻柔的伸展和深呼吸。不主张术后做举重是为了避免疝气，但一声咳嗽和打喷嚏会给体内造成很大压力（大夫们只是不告诉我们千万不要咳嗽）。当你的肠子被挤出手术刀口时便会发生疝气，所以更强壮和灵活的腹部肌肉会帮你防止疝气的发生。

一旦你的外科医生说你没事了便开始游泳。使用趴氏划水加上蹬腿会逐渐缓和地增强胃壁，伸展但不撕扯！如果感到痛便立刻停止并征求你的医生的意见。

通过使用小的重物并逐渐增加份量来慢慢增强体力。如果六个星期不做举重将会降低你的臂力，所以循序渐进地锻炼直到恢复到你原先的状态。

创出一套短练习日常规律，可以简单到只是上下楼梯几次，找一些有趣的事来做。比方跳舞、跳绳，跟孩子们玩，来增加你白天用力呼吸的次数。我每天的练习包括跳绳和引体向上，当我刚开始做这些时令人感到滑稽不堪。

记着锻炼的敌人是受伤。别练到让自己感觉到痛，一感到疼痛就停下来，运动前总是要做肌肉伸展，并不越过它们的极限。是的，当你仍然在恢复阶段时这些会限制你，但是能够持之以恒总比过度运动、超出你的掌控能力并从而拉伤、然后无法运动强。

　　上一些比较柔和的运动课程，比如太极、哈他瑜伽、走路、或柔和的跳舞。看一下还有别的什么运动，找到几个运动伙伴，那些可以激励你的同伴。

　　如果所有这些听起来都太复杂，那么记着这些都不重要，最必要的是

　　每天走路一小时

12 无氧与有氧运动

你们中的一些想要更多的关于运动的建议，因为单纯走路感觉不够。下一步我们就针对被诊断出结肠癌的患者谈一个大的运动项目。

运动有两类。一群人喜欢跑步、跳舞、以及在跑步机上跑步，这些运动需要你使劲呼吸，认为有氧运动（需要氧气和呼吸）是最好的运动方式。另外一群人喜欢举重，憋着气用拉力器，你通常可以在举重室发现他们屏着呼吸在推巨大的钢球，这些屏呼吸的锻炼者们是无氧（没有空气）运动者。

如果你随便听他们哪一组人说，他们都笃信自己的运动会更利于健康，他们因为非常确信，在某种程度上还看不起另一方。跑步的会说"加大点量"，而举重者则会看着骨瘦如柴的跑步者说你们就是不够健康。

那么谁对呢？还是两种锻炼应该结合起来？目前流行的是高强度运动，时间短而且应该更好。但当你针对三种群体进行检测锻炼结果时发现结果是一样的。开始一个锻炼项目，无论是跑步（有氧），举重（无氧），还是猛力冲击（高强度）都没有什么不同。所以这些都会令你增强体质，但差不多三个月后你就会厌倦。你对冲击锻炼会厌倦的更快，因为这种锻炼方式容易让你受伤。

那么针对结肠癌病人的锻炼呢？既然癌症是无氧的（不需要氧气），难道说无氧运动更适合？或者说无氧运动可以帮助抗癌？

到目前为止，医生们只要病人们运动就激动不已，就算他们根本就没做什么研究来得出哪种锻炼更好的结论。或者有氧（比方走路），或者无氧（比方举重）都应该对癌症病人有帮助，但拿老鼠做的研究并没有得出谁更好的结论。

拿老鼠做研究得出的一个结论是不要过度锻炼。我忘了补充一点，老鼠做锻炼不是为了取乐。其中一项针对老鼠做锻炼的方式是把老鼠们掷入水中，为了逃命老鼠要拼命地游泳。当你这么做时，老鼠为了不被淹死而不得不运动。为了增加它们的运动量，研究者们在它游泳时给它捆绑点重量，结果发现给一个游泳的老鼠增加一点锻炼的重量，对老鼠肠胃里形成息肉的数目多少造成了不同。比起坐着不动的老鼠息肉数目会少几个；但是还发现再增加点重量，息肉的数量却并没有因此而再减少。因此结论可能是人的身体有一个我称作"甜点"的界限，运动量达到这个点时便有帮助，超出便可能伤害自己。

在你放下这本书起身去健身房时，你可能会又听到一些别的东西。最佳的建议很可能是"不劳无获"，或者是"坚持一下"，这些话当时听起来有道理，可别忘了你长期以来形成的这种锻炼结果可能令你膝关节置换，并很长时间内无法运动。

下面让我好好跟你解释一下根据最近的研究结果，为什么你应该只瞄准"甜点"，而不是运动到你精疲力尽。当人锻炼时，细胞会分裂。简单地来讲当你每次推动你的身体，或者把一个铁球从房间的一角推到另一角时，代价是你的细胞要为此死亡。举重手们特别喜欢这个过程，因为身体必须通过消耗，来使得新的和更强壮的细胞在死去的老细胞的部位生长。这些新的细胞也会更大，也因此令举重手们的肌肉更大。

是的，道理就是运动会在你的身体里建立一个环境，这个环境会支持迅速分裂的细胞的成长。如果这让结肠癌患者听起来是个坏消息，那是因为你要记着，癌细胞也会迅速地分裂但我们却不想它们成长。

不光是举重运动会消灭细胞并让更多的新细胞繁殖，有氧运动也一样杀死细胞并令新细胞繁殖。难道这两项运动都不好吗？

是的，几百个研究都证明运动也有助于癌症。很明显比起只是谈细胞分裂与成长，背后有着更复杂的道理。

最新的一项研究解释了这个悖论。锻炼令细胞死亡，细胞死亡造成免疫系统由于要清除死亡细胞而短期停止，但随着免疫系统的停止，紧接着又会是免疫系统的回弹。人体会因此放出更多的清洁产品，它们会加速收集死亡细胞，增加身体抗炎症的能力，并降低周边区域发炎。

如果你过度运动，超出你的免疫系统反弹的那个"甜点"，你会让你的免疫系统过度负重。一个过度负重的免疫系统会进入紧急模式，通过身体各个部分来整合更多的血液和免疫细胞以释放很多的炎症，换句话说，你的运动达到了一个点，这个点让你的身体产生的炎症多出它可以自身对付的程度。你也在帮助你的癌，因为它喜欢让炎症来为它激发更多的血管。

细胞分裂的过程可以体现在一种免疫细胞里，嗜中性粒细胞。一个活动的嗜中性粒细胞会打开，并用自身营造一个网络来捕捉走失的细菌，如果你割伤自已时它会来帮助你的身体凝固血液。如果一次性地有太多这样的开口，你会得血栓。我们都听说过在极少的情况下一个运动员由于血栓而跪倒在地，其原因很可能是由于过度运动以及过度活动的免疫系统造成的。

对我们这些癌症病人来讲，担心的不只是血栓。如果我们过度疲劳使其进入慢性炎症状态，我们就是在帮而不是在伤癌细胞。针对结肠癌的研究表明，比起正常的肠胃细胞，癌对慢性炎症更具有抵抗力。正常的细胞会分裂并死亡而癌细胞会兴旺。

对那些倡导快速短突锻炼、或无氧的举重运动的人来讲，并没有足够的证据支持它们对癌症病人有益。

我们所知道的是，适当的运动会帮助结肠癌病人生存更长。因此还是让我们回到每天一小时走路运动，或任何一种你喜欢而又不导致你受伤的运动。

那么有已知的"甜点"可以告诉我们，我们作为癌症病人应该锻炼多少吗？我们还不确定，但根据已有的初步的研究我们可以猜个差不多了。

　　使身体达到那个征服发炎并可反弹的点，并把它放在一个高度清洁和修复的模式里，应该是进入运动后的 60 到 90 分钟内。比起举重或间断性高强度锻炼这个时间要长的多。清洁与反弹的时间点在运动者与不运动的人之间没有什么不同，也就是说它不是一个由于运动而产生的反应，而是身体自身为每个人都要做的。如果你好好想上一分钟，这个道理听起来应该很不陌生。身体对锻炼发生的最佳反应是锻炼一小时后，当你的身体在自行清洁时，这种反弹会持续接下来的 24 小时。总之一句话，每天走路一小时（你了不起了吧，是破纪录了吗？）

13 呼吁更多的相关研究

　　一想到现在结肠癌是多么常见，就让人难以理解针对我们这些已被诊断出来的人，在饮食与生活方式方面的研究是如此缺乏。当你被诊断出有癌时，你会自我激励来改变任何你可以改变的。把这种激励用在通过学习做的选择方面似乎是明智和经济的。当在饮食和生活习惯上积极做出改变时，最糟糕的无非是你或许不能避免结肠癌复发。

　　但是没几个医生会对于改善的生活方式会降低死亡风险这一点产生争议。一旦你被诊断出结肠癌，通常的建议好像对你都不太适用。就是由于什么可以帮助每个癌症患者、与什么可以专门帮助结肠癌患者之间这种怪怪的分歧，导致在结肠癌研究中心的试验停止。

　　在过去的几年里，我们直到现在才刚刚看到一些比较大型的针对结肠癌与饮食的研究开始进行。在接下来的五年里，我们应该有更好和更可靠的有助的信息，所以多盯着点关于结肠癌病人在**结肠**和**案例结果**方面的研究。不过目前我们所能靠的也只是我们仅有的这一点点。

如果你问一个医生，运动之后是否应该饮大量的水，她很可能同意运动之后补水是个好主意。但如果一个结肠癌患者问运动之后是否应该补水，你可能被警告说，我们没有"确凿的数据"告诉我们结肠癌病人运动后是否需要更多的液体，你应该问你的肿瘤大夫。

换句话说，一个结肠癌病人已经不属于普通人了，我们生活在一个虚拟的世界里，那个世界里只有以"结肠癌"开头的字眼才适用于我们。

但直到我们有更多的研究，我的希望是你在这本书里可以学到如何开始，只需要记着三件事：

1）每周针对肉和每日针对碳水化合物的 6:2 规则
2）每天步行一小时
3）如果可以，服用阿司匹林

谢谢你读这本书，祝你康复顺利。

附录：食谱

　　针对我的疯狂饮食的最有趣的事是很多人不相信这是可能的。记着，我并不在推荐这种饮食，但我知道你们当中有人有问题。所以下面就让我列出一个不再吃麦类、任何的动物类以及任何添加了糖的男人的饮食。

　　我不是厨师，也不想装作是个厨师。有几本很好的纯素食的书可以用于我的"生活选择"。就算你打算走极端饮食这条路，也只需要从这个附录中吸取这种饮食的概念；如果你更趋向于中间派，那将是你的机会，从几十本地中海饮食的饮食菜谱书中找到一本来选出今晚的晚餐。如果想接着往下走那就让我们继续。

　　如果你想要两秒钟的一个总结，说白了我吃植物。但这会变得很复杂。当你们吃植物食品时，你会浇很多加了糖的调味，使得这些植物尝起来跟调味一样好吃，就像加了调料的纸板薯条一样，你吃沙拉无非就是为了享受调料的味道。

　　我没有从商店里买来的调料（说真的，所有的调料都是添加了糖的）。所以我有醋和橄榄油加在我的沙拉里，我吃很大一份沙拉，象面包碗那么大，上面加上鹰嘴豆泥和牛油果，因为我需要脂肪。

　　以下就是我一周平均的食量：

　　四磅燕麦

两磅原味椰子片

三磅混合冻莓

一磅葡萄干

一磅核桃仁

六磅大米

两磅红色小扁豆

一磅豆子

一磅冷冻混合蔬菜

一磅鹰嘴豆泥或鹰嘴豆

四个红洋葱

半磅沙拉用绿色蔬菜

一个黄瓜

四个牛油果

一包樱桃西红柿

一盒豆腐

十六汤勺姜黄粉

四汤勺甘草粉

五盎司罗勒

五盎司芫荽

相当量的别的调料

阿司匹林（（标准量 325 毫克的一半）

咖啡（每天最多两倍半，加一茶勺可可粉和一茶勺桦树菇）

那么我吃了些什么？

没什么快餐。我确实在 Chipotle（墨西哥风格的饭店名称）吃它的大碗 sofritas（含有辣椒豆腐末，烤普韦布洛辣椒 Roasted Poblanos 和一些香料的新款食物），并且吃泰餐、越南餐，或者通常糖含量比较低的墨西哥餐，虽然还包含有糖，但比起一顿标准的美式大餐要少得多。

下面就是我的纯素食的样板，无糖、无麦的饮食：

早餐
燕麦/果仁燕麦
¼ 杯葵花子
¼ 杯葡萄干
¼ 杯椰子片
1 ½ 杯燕麦片
½ 杯冻莓

将三杯水烧开，放入葵花子，葡萄干和椰子片，再将燕麦片加进去搅匀，然后立刻关火，加进去冻莓，放置五分钟让冻莓解冻并入味，撒上桂皮和肉豆蔻粉

午餐 自做泰式春卷

大米春卷皮
粉丝
一小把芫荽

一小把罗勒

一把小葱

一块豆腐

调料

步骤：

将豆腐切成小块，加入咖喱粉，蒜粉，黑椒和别的调味料入味，放入橄榄油在煎锅里炒成略黄，放在一边凉却，开始准备别的料

将水烧开，加入粉丝烧三分钟，然后下火，当粉丝变软时将其滤水，放在一个碗里稍后用

将罗勒，芫荽和小葱切细备用

将春卷皮放在热水里浸 10 秒钟，然后摊在湿盘子上待用

加入适量的罗勒，芫荽，小葱，上面加粉丝，然后加入两1汤勺的碎豆腐，将其做成春卷状，蘸调料（Bragg 出品的液体氨基酸——多用途调味料，天然酱油替代品食用，或者芥末）食用。

晚餐

<u>大米加纯素食酱</u>

用电饭锅提前做好糙米，或者将糙米放入锅内加 2 ½ 倍的水，就像做白米饭一样，将其烧开并熬十来分钟，然后闭火，开始准备别的料：

两杯红小扁豆

一个大的红洋葱

加调料尝味道

1 磅多种混合冻蔬菜

½ 磅冻西兰花

步骤：

将水量是红小扁豆的两倍的水烧开，加入红小扁豆，慢煮十分钟

在一个大炒锅内（最好是铸铁锅）加入橄榄油和洋葱，炒到洋葱变软，然后加入多种冻蔬菜和冻西兰花，盖上锅盖。当红小扁豆做好后，倒入蔬菜锅里，并加入一杯煮小扁豆的水，加入调料（蒜，黑椒，咖喱，或任何增进食欲的调味料），把所有的混合起来炒，过程中可以加水，让汤汁变匀，做好后浇在大米上食用

我的标准沙拉是一大把混合绿色蔬菜（抓一把的最大量），加入 8 个小西红柿，半个黄瓜和半个切片的牛油果，然后加入四汤勺的鹰嘴豆泥，以及大约四汤勺的意大利香脂醋。我有时会加入橄榄油，但有时不加。其目的是每咀嚼一口都应该有鹰嘴豆泥或别的脂肪在里面，这样就不会觉得，与从脂肪里直接获取卡路里相比嚼沙拉显得费力不讨好。

当你不吃糖时水果就是你的朋友，水果会让所有的吃的都变甜，过不了几天你的味蕾就会适应。用冻水果冰沙来取代含糖份的冻甜点。

关于作者

克里斯多佛 · 马罗尼医生在他被诊断出结肠癌之前，在缅因州的波特兰和奥古斯塔的家族诊所看病人。自从被诊断出癌症之后，他便花更多的时间与家人在一起，他也改变了自己的饮食习惯，每天做锻炼，最棒的是他觉得自己很充实。

马罗尼医生希望每个读过这本书的病人都能从中受益。你可以通过他的邮箱 docmaloneynd@gmail.com 联系到他。如果你希望获取更多的信息，包括这本书被编辑出去的内容，请上网 www.naturopathicmaine.com/coloncancerdiet 查看。

马罗尼医生不能通过网络为你诊断或治病，他在他的博客 Alternative Holistic Health Answers 上面有很多针对普通健康问题的答复，以及在 Quora（英文问答式网站上）以克里斯多佛 · 马罗尼为名给出成百的答案。

便帖：我也在一个跟癌症的心理旅程相关的网站 Walking In The Valley Of The Shadow (译作：在阴影的山谷里漫步) 发表我的想法，这个网站是关于如何面对由于癌症而给你的恐惧和改变。当这本书是谈如何带着结肠癌生活时，那本是在世界面前展示我的内心，谈论如何抗癌和我对上帝的信奉。

如果想读更多的常见话题，我还有别的书出版，包括 Tending Your Internal Garden (译作：养育你体内的花园) （*也就是养护你肠胃里细菌的雨林*），以及 Your Car

For Life: Basic Body Maintenance (你生命的跑车：常用养身维护)。你可以通过 Smashwords 或者在亚马逊网站上找到这些书。

如果你喜欢这本书，请在亚马逊网站上或别的地方提供阅读感受。感谢你的阅读！

关于译者：
李霞，2001 年移居英国，现为伦敦一家医药公司资深人力资源经理。曾为伦敦某中文报纸主编及英国某公司公关经理。业余爱好读中英文书籍，偶尔练练笔。因弟弟 2018 年 5 月被诊断出结肠癌，便运用其精通中英文的特长，将这本由美国自然疗法的医生克里斯多佛·马罗尼关于结肠癌患者饮食的书译成中文，以求为弟弟和所有需要的人提供信息。这本书目前是译者能找到的唯一一本专门针对结肠癌患者而写的。但也谨此告诫，书中所有观点仅供参考。

www.ingramcontent.com/pod-product-compliance
Lightning Source LLC
Chambersburg PA
CBHW070130240526
45468CB00002BA/827